Te 151
320 ter

DU

CROTON-CHLORAL HYDRATÉ

SES PROPRIÉTÉS — SON EMPLOI

PAR

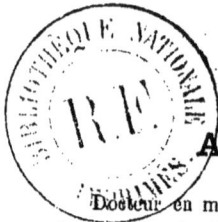
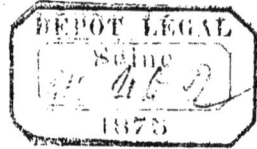

A. WEILL,

Docteur en médecine de la Faculté de Paris,
Ancien élève des hôpitaux de Strasbourg et de Paris,
Ex-interne à l'hôpital de Rothschild (1871-1874).

———— ◦ ————

PARIS

ADRIEN DELAHAYE, LIBRAIRE-EDITEUR

PLACE DE L'ÉCOLE-DE-MÉDECINE
——
1875.

CROTON CHLORAL HYDRATÉ

SES PROPRIÉTÉS — SON EMPLOI

INTRODUCTION.

La découverte du croton-chloral ne remonte pas au-delà de quatre ans. Quoique devenu rapidement d'un usage assez répandu en Allemagne et en Angleterre, il est à peine connu en France jusqu'ici. Appeler l'attention sur ce médicament, telle est l'intention de ce travail. Bien des circonstances m'ont empêché de lui donner tout le développement que j'aurais désiré, et que le sujet comporte. Mais, tel qu'il est, et à défaut d'autres mérites, il aura du moins celui de n'être pas une simple compilation. Dépourvu pendant longtemps de renseignements suffisants pour me guider dans mes recherches, j'ai dû commencer par déterminer moi-même la plupart des points les plus élémentaires de l'histoire de cette substance. De là de nombreuses investigations de laboratoire, des expériences de physiologie multiples, mais aussi de nombreux essais et tâtonnements, et par conséquent perte d'un temps considérable qui eût pu être utilisé autrement. Ce n'est que tout récemment que j'ai pu avoir entre les mains quelques documents qui m'ont permis de contrôler et de compléter parfois les résultats que j'avais obtenus. D'ailleurs, j'ose espérer que cette monographie ne restera pas isolée et qu'elle servira de préface ou de point de départ à une série d'études ultérieures sur le même sujet, par des auteurs plus compétents.

Je diviserai mon travail en quatre parties. L'historique avec la préparation et les propriétés physiques et chimiques feront l'objet de la première; la seconde sera consacrée à l'action physiologique, la troisième aux applications thérapeutiques et à la pharmacologie, et enfin, dans la quatrième, seront consignées les observations que j'ai pu recueillir.

I

HISTORIQUE. — PRÉPARATION. — PROPRIÉTÉS PHYSIQUES
ET CHIMIQUES.

En soumettant l'alcool absolu à l'action du chlore sec,
on obtient un corps bien connu aujourd'hui et qui rend
tous les jours des services précieux en médecine, c'est le
chloral. La théorie en explique la formation de la façon
suivante : le chlore convertit d'abord l'alcool en aldéhyde,
puis trois atomes de chlore se substituent à trois atomes
d'hydrogène, et le chloral est constitué. C'est ce que l'on
peut formuler par les équations suivantes :

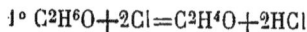

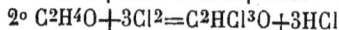

$$1° \quad C^2H^6O + 2Cl = C^2H^4O + 2HCl$$
$$2° \quad C^2H^4O + 3Cl^2 = C^2HCl^3O + 3HCl$$

Il était donc rationnel de supposer qu'on arriverait peut-
être au même résultat en employant directement l'aldéhyde
à la place de l'alcool. Cette action du chlore sur l'aldéhyde
avait déjà été étudiée dès l'année 1856, par M. Wurtz, l'émi-
nent doyen de notre Faculté, qui démontra qu'on n'obtient pas de chloral par ce moyen, mais plusieurs autres
corps, entre autres le chlorure d'acétyle. En 1870, deux
chimistes de Berlin, M. G. Krämer et Th. Pinner, reprirent
les expériences de notre illustre savant, à qui doit revenir tout l'honneur de l'idée première qui y a présidé, mais
en modifiant son manuel opératoire.

En effet, dans ses essais, M. Wurtz avait opéré en ver-
sant de l'aldéhyde en excès dans des ballons remplis de
chlore. Ces messieurs se servirent d'un autre procédé que
je vais décrire en résumant la relation qu'ils en donnent
dans les *Annales de Chimie et de Pharmacie* (B. CLVIII,
§ 37).

Dans une cornue contenant 100 gr. d'aldéhyde pure et munie d'un tube à dégagement pour les gaz, ils firent passer un courant de chlore assez fort. Comme la réaction était très-violente au début, la cornue fut entourée d'un mélange réfrigérant, et ce n'est que vers la fin qu'on la chauffa progressivement à 100° au bain-marie. Il y eut d'abord production de petites quantités de métaldéhyde qui disparurent bientôt en se dissolvant. Puis, au bout de quelque temps le liquide, clair au début, se troubla, un dégagement considérable de gaz chlorhydrique commença à avoir lieu, et ce n'est qu'après 24 heures que l'opération était terminée, le chlore n'étant plus absorbé. La cornue renfermait alors un liquide brun, un peu épais, présentant à peu près le double du volume de l'aldéhyde employée et plus du triple en poids. Il se composait de deux couches, l'inférieure plus foncée, presque solide, la supérieure plus claire et plus fluide, saturée d'acide chlorhydrique et d'autres corps qui se trouvaient dans la couche inférieure. Comme il ne fut pas possible d'effectuer la séparation absolue des deux couches, pas même en traitant par l'acide sulfurique, le tout fut soumis à la distillation fractionnée, et l'on recueillit un liquide passant entre 163 et 165, que les auteurs reconnurent comme produit principal de la réaction, et auquel ils donnèrent le nom de croton-chloral ou de trichlor-croton-aldéhyde. La cornue contenait, comme résidu, une assez grande quantité de charbon.

La formation du croton-chloral dans ses conditions, se comprend du reste facilement, depuis que **M.** Kekulé a prouvé que l'aldéhyde acétique passe rapidement, en se condensant, à l'état d'aldéhyde crotonique, avec élimination d'eau, sous l'influence d'agents avides d'eau, parmi lesquels l'acide chlorhydrique est au premier rang.

$$2C^2H^4O = C^4H^6O + H^2O$$

Dès que l'action du chlore-commence ici, il déplace un atome d'hydrogène qui forme avec lui du gaz chlorhydrique. Celui-ci détermine la condensation de l'aldéhyde acétique en aldéhyde crotonique, sur laquelle se porte alors toute l'influence du chlore qui chasse trois atomes d'hydrogène auxquels il se substitue.

La formule du croton-chloral, ou chloral crotonique, est donc $C^4H^3Cl^3O$. Ce n'est, ainsi qu'on le voit, autre chose que l'aldéhyde de l'acide crotonique dans laquelle trois atomes d'hydrogène ont été remplacés par trois atomes de chlore, de même que le chloral ordinaire n'est que l'aldéhyde de l'acide acétique dans laquelle trois atomes de chlore se sont également substitués à trois d'hydrogène. Si donc on considère le chloral ordinaire comme un hydrure de trichloracétyle, $C^2Cl^3O.H$, le croton-chloral doit être envisagé comme un hydrure de trichlorocrotonyle. $C^4H^2Cl^3O.H$.

Le croton-chloral, dont nous avons parlé jusqu'ici, est anhydre. C'est un liquide oléagineux, blanchâtre, à odeur particulière rappelant de loin celle du chloral acétique. Insoluble dans l'eau, il gagne le fond à l'état d'huile lourde. Mais, si l'on a soin d'agiter fortement le mélange, ou si l'on prolonge le contact pendant quelque temps, il s'hydrate avec élévation de température et se solidifie en cristallisant. Il se mélange avec l'alcool avec production de chaleur également, mais sans former de combinaison cristalline. Il est facilement décomposé par les alcalis, même faibles. L'acide nitrique fumant le convertit en acide crotonique trichloré, de même que le chloral ordinaire est transformé, dans les mêmes conditions, en acide acétique trichloré.

Sa densité de vapeur rapportée à l'hydrogène est de 86,01, de 5,98 rapportée à l'air. (D'après la théorie, la première serait de 86,75 et la seconde de 6,02.) Ce n'est pas lui, mais son hydrate qui est employé en médecine.

L'hydrate de croton-chloral est un corps solide, excessivement léger, cristallisé en paillettes très-minces, d'un blanc éclatant, à reflets soyeux, semblable à l'acide benzoïque (Burney Yeo). Il a une saveur âcre, très-désagréable et caustique, une odeur rappelant un mélange de chloral ordinaire, de chlore et de camphre (1), vive et pénétrante, très-diffusible, et persistant des heures entières dans les appartements et après les mains et les vêtements des personnes qui l'ont manié. Fixe à la température ordinaire, il se volatilise facilement à la chaleur. Il fond à 75° et bout à 165°. Ses vapeurs ont une action irritante sur les muqueuses, principalement sur la conjonctive de l'œil. Leur densité, comparée à celle de l'hydrogène, est de 24,58 (23,94, d'après la théorie).

Il est soluble dans 25 à 30 fois son poids d'eau commune à la température ordinaire, un peu plus difficilement dans l'eau distillée, en toutes proportions dans l'eau chaude, mais précipite en cristaux par le refroidissement, si l'eau n'est pas en quantité suffisante pour le maintenir en dissolution à froid. Il se dissout également en toutes proportions dans l'alcool et dans l'éther; mais la solution ne reste pas toujours limpide lorsqu'on ajoute de l'eau, surtout en été, ou lorsqu'on la chauffe légèrement : il s'y forme aussitôt une matière oléagineuse, dont une partie surnage en gouttelettes blanchâtres, tandis que l'autre gagne le fond, réunie en petites masses d'un gris-jaune. Il est probable que le croton-chloral s'est déshydraté dans ces conditions. La glycérine le dissout à la dose de 6 à 7 grammes pour 1 gramme ; à chaud, en toutes proportions. Mais là encore, le précipité par refroidissement est à craindre si l'on ajoute de l'eau, à moins qu'on n'emploie la glycérine dans la proportion de 3 pour 1.

(1) En solution, son odeur a quelque analogie avec celle très-exagérée de la pomme reinette.

Les propriétés chimiques de l'hydrate de croton-chloral n'ont été que fort peu étudiées jusqu'ici, et nous laisserons à d'autres plus autorisés le soin de compléter ce côté de son histoire. Qu'il me suffise d'indiquer que, dans la plupart des réactions, il paraît se comporter de la même façon que le chloral acétique, son congénère. Une des plus remarquables qui se produise avec ce dernier corps est son dédoublement en chloroforme et en acide formique au contact des alcalis.

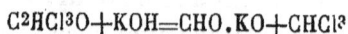

$$C^2HCl^3O+KOH=CHO.KO+CHCl^3$$

Le phénomène est analogue avec le croton-chloral, avec cette distinction toutefois, que c'est l'allyl-chloroforme qui prend naissance dans cette circonstance :

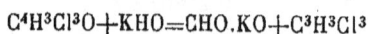

$$C^4H^3Cl^3O+KHO=CHO.KO+C^3H^3Cl^3$$

Mais ce corps est très-peu stable et se décompose bientôt en bichlorallylène et en acide chlorhydrique.

$$C^3H^3Cl^3=C^3H^2Cl^2+HCl,$$

L'expérience est facile à faire. Que l'on remplisse à demi un verre à pied avec une solution aqueuse de croton-chloral, que l'on y verse une lessive légère de potasse ou de soude, ou bien encore que l'on jette quelques cristaux de l'hydrate dans la lessive alcaline, où il se dissout immédiatement, on verra aussitôt le liquide se troubler, et il se déposera au fond une huile lourde, à odeur de chloroforme. Que l'on examine maintenant la lessive séparée de l'huile, on trouvera, à côté de l'acide formique, des quantités considérables d'acide chlorhydrique.

Mais le bichlorallylène lui-même n'est pas très-stable. Complètement sec, il ne tarde pas à perdre son odeur agréable pour prendre celle du gaz phosgène. Il bout à 75°. Sa densité de vapeur est de 55,62 à 56,44.

Essai du croton chloral. — Existe-t-il un moyen qui permette de contrôler un échantillon donné de croton-chloral et de s'assurer de son degré de pureté? Oui, et le voici d'après MM. Kræmer et Pinner (*loc. cit.*). Le croton-chloral se dissout très-facilement dans l'acide nitrique fumant. Si cette dissolution s'accomplit avec production immédiate de vapeurs rouges, on peut être certain que la substance employée n'est pas pure, et la considérer au contraire comme exempte de mélange si les vapeurs nitreuses n'apparaissent qu'au bout de quelque temps. Si cette première épreuve a été douteuse, il en est encore une autre, qui n'en est que la suite. Dans cette expérience, l'acide azotique a oxydé le croton-chloral et l'a changé en acide crotonique trichloré. Pour préparer donc ce dernier acide, on n'a qu'à faire dissoudre le croton-chloral dans deux parties d'acide nitrique, et, après avoir placé le vase contenant la solution dans l'eau froide pour éviter une réaction trop violente, on l'abandonne à elle-même pendant douze heures environ; l'opération terminée, on distille l'acide nitrique en excès, et on recueille l'acide crotonique, qui bout entre 234 et 236°. Si le produit employé est pur, l'acide cristallisera facilement en aiguilles incolores, fusibles à 44°. Préparé avec un produit impur, l'acide sera encore liquide après plusieurs jours, et ne montrera que peu de tendance à la cristallisation, qu'on pourrait toutefois obtenir immédiatement en y jetant un cristal d'acide pur. Il se dissout dans 25 parties d'eau, et peut en retenir lui-même un tiers de son poids.

Sa formule est $C^4H^3Cl^3O^2$. Il peut être converti en acide monochloré $C^4H^9ClO^4$ au contact de l'hydrogène naissant, engendré par l'action du zinc sur l'acide chlorhydrique.

Aussitôt que le croton-chloral eut été découvert, M. Oscar Liebreich, à qui nous sommes déjà redevables de connaître les propriétés thérapeutiques du chloral, fut aussi le premier à étudier ce nouveau produit et à en déterminer l'action et la valeur comme médicament. Plusieurs médecins anglais, MM. Burney Yeo, Benson Backer, Georges Gray, Wickham Legg, l'ont expérimenté à leur tour, et sont arrivés à peu près aux mêmes conclusions que le savant allemand. En France, c'est à l'hôpital de Rothschild qu'il a été employé pour la première fois, et je crois avoir été le premier à m'en occuper un peu sérieusement. Comme relation d'expérimentation directe dans notre pays, je n'ai encore vu qu'une note de M. Bouchut, médecin de l'hôpital des Enfants, parue dans le numéro du 5 décembre dernier de la *Gazette des hôpitaux*, et sur laquelle j'aurai occasion de revenir. Qu'il me soit seulement permis encore, avant de terminer ce chapitre, d'exprimer le vœu que cet agent médicamenteux, qu'on prépare maintenant en grand à la Manufacture des produits chimiques de Berlin, soit bientôt de même en cours de fabrication usuelle à Paris, pour être mis à la portée de tout le monde, tant au point de vue de l'étude purement scientifique que des applications thérapeutiques dont il est susceptible.

II

ACTION PHYSIOLOGIQUE.

Les effets physiologiques du croton-chloral, tout en offrant quelque analogie avec ceux du chloral ordinaire, s'en distinguent pourtant par de nombreuses particularités qu'il convient de faire ressortir.

Les phénomènes dus au chloral peuvent être résumés en ces quelques lignes. Chez l'animal, à un certain degré d'excitation initiale succède une période d'assoupissement, au début de laquelle la motricité n'est déjà plus intacte, avant même que la sensibilité n'ait été atteinte. Celle-ci est considérablement émoussée dans le stade suivant ou de sommeil réel, et, si la dose a été assez forte, elle provoque l'anesthésie et la résolution musculaire plus ou moins complètement. Toutefois, ce n'est jamais sans danger pour l'animal que ce résultat est obtenu d'une façon intense et durable. En même temps, les mouvements respiratoires et les battements du cœur ont diminué de fréquence et d'amplitude, et la température du corps est abaissée de 1, 2, 3 degrés, parfois davantage encore. Puis, après un temps variable, le thermomètre remonte, la respiration et la circulation redeviennent normales progressivement, la sensibilité réapparaît, les mouvements sont rétablis, et l'animal sort bientôt de sa torpeur pour reprendre immédiatement ses allures habituelles. Dans ces conditions, la crise qu'il vient de traverser n'exerce pas généralement de fâcheuse influence sur sa santé ultérieure.

Chez l'homme, les choses se passent à peu près de la même façon, avec cette différence pourtant que l'excitation initiale fait défaut le plus souvent, et que tous les autres phénomènes présentent beaucoup moins d'intensité, à l'exception du sommeil, qui est quelquefois très-profond. Quant à l'anesthésie, je ne l'ai jamais observée complète, et cependant j'ai vu administrer et j'ai administré moi-même, à l'hôpital de Rothschild, des doses de chloral qui peut-être n'ont été atteintes nulle part ailleurs (15 à 20 gram., continués plusieurs jours de suite à des hystériques). Cette anesthésie est obtenue, paraîtrait-il, par les injections intraveineuses, pratique justement condamnée, à mon avis, et que, du reste, je n'ai jamais vu exécuter devant moi.

Voyons maintenant comment se comporte le croton-chloral. La dose à employer, pour obtenir des effets physiologiques bien appréciables, varie entre 0 gr. 50 et 2 gr., selon la susceptibilité particulière de chaque individu.

Elle provoque au bout de 5 à 10 minutes une certaine lourdeur de la tête, les idées deviennent confuses, l'acuité des sens et la sensibilité de la tête s'émoussent, tandis que celle du tronc et des membres reste à peu près intacte, les mouvements persistent encore, mais sont inconscients, et enfin le sommeil arrive après une période variant entre 10 et 30 minutes ; ce sommeil est très-profond, mais n'a rien de désagréable, et pendant toute sa durée, respiration et circulation sont à peine modifiées de même que la température et la tonicité musculaire. Le réveil arrive peu à peu, plus ou moins rapidement, selon la dose administrée ; certaines personnes conservent encore durant quelques minutes un peu de stupeur, parfois même une légère céphalalgie, symptômes qui disparaissent facilement avec de simples lotions d'eau froide.

Voilà les effets généraux qu'on observe chez l'homme. Pour faire connaître ceux que présentent les animaux, je crois ne pas pouvoir mieux faire que de rapporter quelques-unes de mes expériences faites à la maison de santé de mon ami, M. le Dr Goujon, à qui j'exprime ici toute ma

— 14 —

gratitude pour la complaisance avec laquelle il a mis à ma disposition son laboratoire et ses conseils, toutes les fois qu'ils m'étaient nécessaires. La plupart de mes recherches ont été faites sur l'action comparée du croton-chloral et du chloral, au moyen d'injections hypodermiques avec des solutions au 10e de l'une et l'autre des deux substances.

Expérience I.

N° 1. Croton-Chloral.

Jeune chien de 2 mois, pesant 3 k. 200.

1 h. 32, soir. T. 39,2.

Injection de 1 gr. dans la peau du dos. L'animal accuse une vive douleur au moment de l'injection. Tremblement de tout le corps immédiatement après, puis calme absolu ; l'animal reste tranquillement assis sur son train de derrière, il est comme stupéfié, son corps est parcouru de temps en temps de petits frissons.

1 h. 50. Depuis un instant il ne peut plus porter la tête en l'air, et la laisse aller peu à peu sur la planchette où il est assis. Il ferme les yeux et s'endort ; il est maintenant couché sur le ventre, les membres étendus, mais non en résolution. Pupilles rétrécies et insensibles.

2 h. 10. T. 39. Mouvements respiratoires ralentis, profonds et un peu spasmodiques, 36 fois par minute. Aucune modification dans les battements du cœur. En piquant la tête avec la pointe d'un scalpel, en pinçant les oreilles, à peine provoque-t-on quelque sensibilité. En pinçant la queue, on réveille l'animal qui essaye de fuir, mais se rendort immédiatement.

2 h. 40. T. 38,7. Respiration 40. Les pupilles sont dilatées maintenant.

N° 2. Chloral.

Jeune chien pesant 3 k. 150.

1 h. 32, soir. T. 39,2.

Injection de 1 gr. dans la peau du dos. Douleur beaucoup moindre. Légère surexcitation. L'animal court çà et là en poussant quelques hurlements.

1 h. 40. Les membres inférieurs commencent à se paralyser, il fait la culbute en voulant se gratter et se cogne contre les objets qui se trouvent sur son passage et qu'il paraît ne pas voir.

1 h. 50. S'étale sur le ventre, puis tombe sur le côté après quelques gémissements. Les yeux sont fermés et convulsés vers le bas, et recouverts presque entièrement par la membrane clignotante. Impossible de voir les pupilles.

2 h. 10. T. 38,6. Respiration calme et légère, 26 fois par minute. Battements du cœur légèrement diminués de fréquence et de force.

Sensibilité du corps tout entier bien émoussée. Il faut pincer la queue bien plus fortement pour provoquer une réaction de la part de l'animal. Odeur de chloroforme bien franche.

2 h. 40. T. 37,8. Respiration 24. Sommeil profond. Il faut prolonger

Mêmes phénomènes que tout à l'heure du côté de la sensibilité. Sommeï très-léger ; néanmoins un courant électrique appliqué sur la bouche, sur le nez, sur les oreilles ne le reveille que difficilement, et très-facilement, au contraire, lorsqu'on promène les réophores sur la colonne vertébrale.

contact des rhéophores pendant plusieurs secondes pour provoquer des mouvements et le réveil. Se rendort immédiatement.

3. h. 10. T. 39. Grande sécheresse du rectum. Dort maintenant plus profondément. Résolution musculaire plus prononcée, mais non absolue. Pupilles dilatées, mais sensibles à la lumière.

3 h. 10. T. 38,4. La sensibilité revient ; se reveille au moindre attouchement, mais se rendort assez facilement.

3 h. 30. On le réveille en le poussant. Il cherche à se lever, mais il est encore paraplégié ; baillements, hoquet, Se rendort très-profondement.

3 h. 30. Celui-ci se met debout sur ses quatre pattes, frétille de la queue, puis se recouche en sphynx, mais ne se rendort pas.

4 h. T. 39. Dort toujours, mais moins profondément.

4 h. T. 38,8. Est parfaitement réveillé et court de côté et d'autre trèsgai et alerte. Petits frissons presque continuels. L'odeur de chloroforme persiste encore, mais très-faiblement.

4 h. 15. Est réveillé tout à fait depuis quelques minutes. Un peu hébété au commencement, mais maintenant il est aussi vif que son frère, et il paraît ne plus rien ressentir de fâcheux.

EXPÉRIENCE II.

N° 1. Croton-Chloral.

Lapin pesant 2 k. 250.
1 h. 30. T. 39,4.
Injection de 1,50. Endormi à 1 h. 40. Mêmes phénomènes que ci-dessus. Anesthésie générale et résolution musculaire plus complète. Parfaitement réveillé à 5 h. du soir.

N° 2. Chloral.

Lapin pesant 2 k. 30.
1 h. 30. T. 39,5.
Injection de 1,50. Ne s'endort qu'à 1 h. 45. Bien moins anesthésié et en résolution que le n° 1 au début ; il l'est bientôt davantage, se refroidit de plus en plus, la respiration et les battements du cœur se ralentissent progressivement, et il meurt dans la soirée sans se réveiller.

Marche de la température jusqu'à 5 heures.

1 h. 55	T. 38,4		2 h.	T. 38,2
2 h.	38		2 h. 30	37,6
8 h.	37,8		3 h.	35,6
3 h. 30	38		3 h. 30	34,4
4 h.	38,2		4 h.	33
5 h.	38,8		4 h. 20	32,4
			4 h. 40	31,6
			5 h.	31

Expérience III.

Un lapin pesant 2 k. 500 reçoit en injection dans le tissu cellulaire du flanc 2 gr. de croton-chloral à une heure de l'après-midi. Ici la résolution et l'anesthésie sont complètes au bout de dix minutes et persistent jusqu'à quatre heures vingt-cinq. Les battements du cœur ont perdu beaucoup de leur force, et la respiration est ralentie. Turgescence intense des testicules, du pénis ; grande sécheresse du rectum, relâchement du sphincter anal. A quatre heures vingt-cinq, la sensibilité et la motilité commencent à revenir peu à peu, et, à cinq heures trente-cinq, l'animal était parfaitement remis.

Marche de la température.

1 h.	T. 40	4 h.	T. 37
1 h. 30	38,8	4 h. 30	37,8
2 h.	38,2	5 h.	38,4
2 h. 50	37,6	5 h. 30	39
3 h.	37,4		

Expérience IV.

Lapin pesant 2 k. 320.

Injection de 1 gr. de croton-chloral à 2 h. 40. T. 38,8

2 h. 50. Stupéfié et paraplégié.

3 h. L'animal dort les yeux à demi fermés, les papilles légèrement rétrécies. Il est couché sur le ventre, les membres ne sont pas en résolution complète.

3 h. 10. T. 38,4. La respiration est ralentie, pas de modification dans les battements du cœur, ni comme force, ni comme fréquence. Sécheresse considérable du rectum. Semi-relâchement du sphincter.

3 h. 40. T. 37,6. Couché maintenant sur le flanc, on approche une bougie allumée tout près de l'œil, il ne se ferme pas : le bruit des deux mains frappées l'une contre l'autre à côté de son oreille ne lui fait faire aucun mouvement pas plus que la fumée de cigarette envoyée dans le nez, qu'un stylet introduit dans celui-ci ou dans l'oreille. Pourtant l'œil se ferme lorsqu'on touche le globe oculaire ou les cils avec la pointe d'un crayon, sans doute par action réflexe. Le reste du corps est plus sensible, les piqûres profondes avec une épingle paraissent ressenties, et lorsqu'on pince fortement la queue de l'animal, il essaie de se soulever, mais retombe immédiatement.

4 h. 10. T. 36. Anesthésie de la tête moins prononcée maintenant, celle du corps presque nulle. Le pincement de la queue le fait se dresser sur ses pattes, mais pour retomber et se rendormir.

4 h. 30. Cette fois, il reste debout sur ses pattes de devant, celles de derrière sont toujours un peu paralysées. Pupilles très-dilatées.

4 h. 40. T. 36,8. L'animal est encore ahuri, mais la sensibilité est partout rétablie, et l'usage des sens revenu. Marche encore difficile.

5 h. Complètement rétabli.

Je suis très-étonné de le trouver mort le surlendemain.

Nécropsie. — Cœur vide. Sang très-fluide dans les vaisseaux. Poumons très-légèrement congestionnés à la base du côté droit. Rien de particulier dans le canal digestif, ni au cerveau et à la moelle. Congestion intense des méninges de l'encéphale, surtout au niveau de la protubérance et du bulbe; les méninges rachidiennes sont moins hyperémiées.

Une lecture attentive de ces quelques expériences, et je crois inutile d'en mentionner d'autres, permet de constater que si le chloral et le croton-chloral ont une action qui leur est commune, l'hypnotisme, la plupart des phénomènes qui accompagnent le sommeil sont pourtant bien différents dans les deux cas. Au lieu de l'exaltation initiale produite par le chloral, une hébétude plus ou moins profonde suit presque toujours immédiatement l'injection du croton-chloral qui est toujours beaucoup plus douloureuse. Cette hébétude persiste également quelque temps encore après le réveil, tandis que les animaux chloralisés se remettent en général très-promptement. La température est rarement, pour ne pas dire presque jamais, abaissée autant chez ceux-là que chez ceux-ci. La respiration est ralentie chez les deux, beaucoup moins cependant chez les crotonisés; les battements du cœur ne sont pas modifiés chez ceux-ci, quand on ne dépasse pas une certaine dose, alors que la même quantité de chloral provoquerait à peu près infailliblement le ralentissement et même l'arrêt de cet organe. Disons pourtant que des doses élevées de croton-chloral peuvent aussi amener, non pas le ralentissement des mouvements du cœur, mais l'asystolie dans la véritable acception du mot, *faiblesse des contractions*, et finalement l'immobilisation complète.

J'ai également étudié ce côté de la question sur les grenouilles, et les résultats que j'ai obtenus ont été identiques à ce qui précède. La dose suffisante à tuer un de ces batraciens de moyenne taille paraît être de 0,02 en injection

Weill.

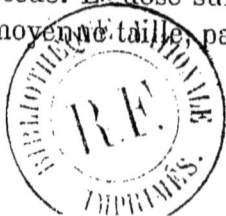

2

sous-cutanée ; ils semblent même résister un peu mieux à l'action du chloral.

Je me permettrai de rapporter encore quelques-uns des faits que j'ai observés chez ces animaux.

Expérience I.

Deux grosses grenouilles reçoivent chacune en injection, l'une 0.01 de chloral, l'autre de croton-chloral.

Toutes les deux sont immobiles et comme mortes au bout de six minutes.

Quand on les pique avec la pointe d'un scalpel deux heures après, elles se mettent à sauter pour rentrer immédiatement dans leur immobilité.

Le lendemain on les trouve vivantes toutes les deux.

Expérience II.

Deux grosses grenouilles reçoivent, l'une 0 gr. 02 de chloral, l'autre de croton-chloral.

Le lendemain, la chloralisée est vivante, la crotonisée ne répond plus à aucune excitation. On met le cœur à nu ; il se contracte encore très-faiblement environ 12 fois par minutes. Il est arrêté complètement deux heures après.

Expérience III.

Deux grenouilles reçoivent 0 gr. 01, etc. Immobilité au bout de six minutes.

Une heure après on leur met le cœur à nu. Celui de la crotonisée bat 32 fois par minute, celui de la chloralisée 24 fois.

Expérience IV.

Deux grosses grenouilles sont fixées sur une planchette et injectées à 0,02.

Le cœur est mis à nu, il bat 32 fois par minute, chez toutes les deux au moment de l'injection à 1 h. 15.

No 1. Croton-Chloral.		No 2. Chloral.	
1 h. 25	32	1 h. 25	32
1 h. 40	32	1 h. 40	32
1 h. 50	32	1 h. 50	32

Nouvelle injection de 0,02 à ce moment.

2 h. (les contractions sont			2 h. (les contractions	
plus faibles.	32		sont plus fortes).	22
2 h. 20	28		2 h. 20	16
2 h. 40	24		2 h. 40	11
3 h.	20		3 h.	9
3 h. 20	22		3 h. 20	7
3 h. 55	22		3 h. 55	6
4 h. 30	22		4 h. 30	4
5 h.	22		5 h.	2

Le cœur du n° 1 se contracta, faiblement il est vrai, et en gardant encore longtemps la même fréquence de pulsations, jusqu'à dix heures du soir. Celui du n° 2 était arrêté dès six heures.

On voit par cette dernière expérience que, dès que l'on dépasse chez les grenouilles une certaine dose, en injection de croton-chloral, les contractions cardiaques, tout en conservant leur fréquence, deviennent de plus en plus faibles pour s'arrêter tout à fait finalement. Ce résultat est obtenu avec 0,05 dans l'espace de 2 à 3 heures. Chez les chloralisées, au contraire, les contractions deviennent de plus en plus fortes, mais aussi de moins en moins fréquentes.

La résolution musculaire est rarement obtenue avec de faibles doses. Il y a même très-souvent au début, et vers la fin de l'action du médicament, une vraie contracture spasmodique de certains muscles, le plus souvent, des muscles masticateurs qui forme un contraste saisissant avec l'atonie de ceux de la région cervicale, et, dans les mêmes conditions, l'animal chloralisé tombe sur le flanc, les membres flasques et étendus, alors que le crotonisé continue à se tenir debout sur ses pattes, quoique le train de derrière soit assez paralysé pour rendre la marche difficile et même impossible.

Mais ce qui se passe dans la sphère de la sensibilité est peut-être ce qu'il y a de plus intéressant à noter dans l'acion de notre médicament. Si le chloral anéantit la sensibilité, il la détruit *également* sur toute la surface du corps, mais seulement après que la motricité a déjà disparu. Avec le croton-chloral, voici ce que l'on observe : A petite dose, la motilité peut persister, ainsi que la sensibilité du tronc et des membres, la tête seule et les organes qu'elle porte sont plus ou moins anesthésiés, même sans qu'il y ait sommeil ; à dose plus forte seulement, les mouvements sont abolis, et la sensibilité devient plus ou moins obtuse par tout le corps. Ce phénomène est de la plus haute importance et permet dès à présent d'entrevoir les nombreuses applications auxquelles il doit donner lieu en thérapeutique.

Un savant médecin de Londres, M. le Dr Burney Yeo, que je prie d'accepter mes plus vifs remercîments pour l'empressement qu'il a montré à se mettre à ma disposition, a bien voulu me communiquer les résultats de quelques expériences qu'il avait instituées sur le même sujet ; ils sont à peu près analogues aux miens. Il a pu constater comme moi que les lésions nécroscopiques observées chez les animaux qui succombent consistent en une congestion intense des méninges, de l'encéphale surtout, de celles de la moelle, à un degré moindre. Il a aussi pu observer comme moi que la dose toxique est très-variable chez les différents sujets ; ici elle sera de 1 gr., tandis que là 2 gr., 2 gr. 50 et plus seront parfaitement tolérés, que la mort arrive parfois dans les vingt-quatre heures qui suivent l'injection, sinon pendant le sommeil crotonique, comme souvent aussi elle ne survient que plusieurs jours après.

Je n'insisterai pas davantage sur les effets du croton chloral chez les animaux, deux mots encore sur l'influence qu'il exerce sur quelques-unes des grandes fonctions de l'organisme humain.

Action sur la digestion. — Au début de mes essais, j'eus à déplorer bien souvent des nausées et des vomissements,

survenant chez certains malades, principalement chez les
femmes, après l'ingestion du médicament. Cela provenait
simplement de ce qu'il est des plus désagréables au goût
lorsque son excessive âcreté et sa grande amertume ne
sont pas masquées par un excipient qui remplisse ce but.
Après maintes recherches, ce correctif indispensable a été
trouvé, et depuis lors, il est peu de malades qui ne le
prennent sans la moindre répugnance. A dose modérée,
il ne paraît exercer aucune influence spéciale sur le travail
de la digestion qui est seulement un peu ralenti par l'hypnotisme, comme il l'est du reste par le sommeil naturel.
Deux ou trois personnes pourtant avaient été atteintes de
diarrhée pendant le traitement ; mais j'ai tout lieu de croire
qu'il ne s'agissait que d'une simple coïncidence. Il est fort
possible que des doses élevées puissent provoquer, soit
une irritation locale des voies digestives, soit des troubles
mécaniques ou de sécrétion, par suite d'une excitation
trop forte ou d'une paralysie temporaire du grand sympa-
thique qui est manifestement en jeu dans ces conditions ;
mais ici la quantité du médicament était trop minime pour
que l'on pût admettre l'une ou l'autre de ces influences.

Respiration et circulation. — Il a déjà été dit que les mouvements respiratoires, les battements du cœur ainsi que
la calorification restent à peu près normaux. Jamais je
n'ai pu observer de modifications bien importantes dans
ces fonctions sous l'influence du croton-chloral. Mon excellent ami, M. Andral, interne des hôpitaux, a bien voulu
tout récemment compléter mes recherches à cet égard.
On trouvera avec les observations la note qu'il m'a trans-
mises à ce sujet. Toutefois il ne faudrait pas croire que
cet agent ne pourrait pas exercer une influence nocive sur
les fonctions dont nous venons de parler, s'il était administré à dose très-élevée ; les expériences sur les petits

quadrupèdes et sur les grenouilles autorisent à penser le contraire, et il sera question plus loin du mécanisme d'après lequel des effets funestes pourraient survenir dans ces conditions.

La tonicité musculaire persiste pendant le sommeil crotonique. S'il ne m'avait pas été donné d'observer ce phénomène bien des fois sur des malades, un fait qui m'est personnel me le prouverait surabondamment. Dans une expérimentation volontaire sur moi-même, ayant tiré ma montre pour compter mon pouls au moment où se faisaient sentir les premiers effets de 1 gr. 50 de croton-chloral que j'avais pris, je me suis réveillé plus d'une heure après, assis dans mon fauteuil, dans la même attitude qu'avant de m'être endormi, sans m'appuyer au dossier, les doigts de la main gauche appuyés légèrement sur la radiale de la main droite dans laquelle je tenais toujours la montre. M. Liebreich dit avoir vu des aliénés que le médicament, administré pendant des accès de manie, plongeait dans un profond sommeil de deux heures, durant lequel ils restaient assis tranquillement sur leur chaise, sans aucun changement dans la circulation ni dans la respiration. « Si une telle anesthésie avait été provoquée par le chloral, les malades auraient roulé en bas de leur chaise, et pouls et respiration auraient éprouvé un ralentissement considérable. »

Mode d'action. Il reste maintenant à examiner quelques questions des plus importantes, mais aussi des plus difficiles à résoudre dans la matière.

Comment agit le croton chloral ?

Est-ce par le concours synergique de tous ses éléments chimiques restant unis dans l'organisme vivant, ou bien par des facteurs spéciaux ne devenant efficaces qu'une fois mis en liberté par une décomposition préalable ?

Quel est le système, quels sont les organes influencés

directement ou principalement par le médicament ?

L'hydrate de chloral, a-t-il été dit, en présence des al-calis, se dédouble en chloroforme et en acide formique. Or, il est aujourd'hui admis presque généralement que cette réaction de laboratoire, si facile à démontrer, est aussi celle qui est provoquée, dans le corps de l'être vivant, par l'alcalinité du sang. Ce fait a été mis à peu près hors de doute par les belles recherches d'une foule de savants tels que MM. Personne, Liebreich, Byasson, Roussin, Richardson, Bouchut, etc. Que le chloroforme agisse seul ou que son action soit corroborée par des effets spéciaux dus à l'acide formique, ou bien encore que celui-ci, se transformant ultérieurement en acide carbonique et même en oxyde de carbone, donne ainsi naissance à deux gaz dont les effets stupéfiants viennent s'ajouter à ceux du chloroforme, il ne m'appartient pas de me prononcer à cet égard. Toujours est-il que, lorsqu'on met du sang extrait récemment de la veine d'un animal en contact avec une solution de chloral, si on a la précaution de maintenir le mélange au bain-marie entre 35 et 40 degrés, il ne tarde pas à donner lieu à un dégagement d'odeur de chloro-forme. (Personne, Lissonde, thèse de Paris, 1874.) Tou-jours est-il que cette même odeur est perçue nettement et franchement dans l'haleine des hommes et des animaux qui ont absorbé du chloral, et il m'a été donné de la con-stater plus d'une fois, tant chez des malades que chez des animaux soumis à l'expérimentation, principalement chez les chiens ; que si l'on fait arriver de l'air expiré par un animal chloralisé dans un tube à analyse chauffé au rouge et contenant de la chaux pure : si, l'appareil étant refroidi, la chaux est dissoute, avec les précautions ordinaires, dans de l'eau fortement acidulée par l'acide nitrique pur, cette solution précipite par le nitrate d'argent, et le précipité offre tous les caractères du chlorure (Byasson). Enfin, on

trouve dans l'urine des sujets chloralisés une augmenta-
tion notable des chlorures alcalins, de l'acide carbonique,
des carbonates alcalins et du formiate de soude.

Le dédoublement du chloral au sein de l'économie peut
donc être regardé comme incontestable. Or, s'il y a analogie de réaction au laboratoire entre le chloral et le croton
chloral, pourquoi n'en serait-il pas de même dans l'organisme? M. Liebreich prétend que cette analogie existe
en effet, et son opinion a pour elle toutes les apparences
de la vérité. On pourrait bien objecter qu'il n'y a pas
d'odeur d'allylchloroforme dans l'haleine des sujets crotonisés, que la solution de chaux dans laquelle on fait arriver l'air expiré dans ces conditions n'est pas troublée par
le nitrate d'argent; mais, si l'on veut bien se reporter à
notre histoire chimique, l'on comprendra facilement pourquoi ces deux phénomènes font défaut ici. L'allyl chloroforme ainsi que le bichlorallylène sont deux corps émi-
nemment instables, le premier se décomposant presque
immédiatement, le second un peu plus tard, lorsque son
action est épuisée, pour être éliminés en dernier lieu par
les urines, également à l'état de chlorures, de carbonates et
de formiate alcalins. Les réactifs usités décèlent leur présence très-aisément dans ce liquide (1).

Cette instabilité de l'allylchloroforme et sa transforma-
tion en bichlorallylène expliquerait aussi, selon M. Liebreich, la différence d'action du chloral crotonique avec celle
du chloral acétique. Les effets des substances trichlorées,
dit-il, sont autres que ceux des corps bichlorés. Ceux-là
agissent à la fois sur le cerveau, la moelle et le cœur;
ceux-ci n'ont pas d'influence directe sur le muscle car-

_____

(1) Depuis que ceci a été écrit, des faits tout récents m'autorisent à croire
qu'on trouverait peut-être encore d'autres produits d'élimination dans les
urines, lorsque le croton-chloral a été donné à haute dose; ce détail demande un supplément d'analyse.

diaque. Aussi, si l'arrêt de la respiration et par suite de la circulation était provoqué chez un animal par l'administration de doses trop élevées de croton-chloral, en pratiquant la respiration artificielle, on pourrait rétablir les mouvements du cœur et sauver la vie de l'animal.

J'ai cru devoir exposer les théories du professeur allemand, sans me prononcer ni pour, ni contre elles.

Les résultats que mes recherches à cet égard m'ont donnés jusqu'à présent ne me permettent pas de poser encore des conclusions formelles. S'il est facile d'observer des faits, il n'est pas toujours aussi aisé de les rattacher à l'intimité des causes qui les produisent. Je suis résolu, du reste, à poursuivre l'étude de ce côté de la question ; cela fera l'objet d'un autre travail qui sera livré plus tard à la publicité, dans un délai plus ou moins rapproché.

Pour le moment, je me bornerai à ce simple énoncé, qui me paraît résumer à peu près tout ce que j'ai eu occasion d'observer :

1° Le chloral crotonique agit sur le système nerveux central ;

2° A faible dose, sur le cerveau seul, et par son intermédiaire, seulement sur les nerfs sensitifs crâniens ;

3° A dose plus élevée, son action s'étend à la moelle et aux filets sensitifs rachidiens ;

4° Les nerfs et les filets moteurs ne sont influencés qu'ultérieurement ;

5° Ce n'est que par des doses exagérées que l'arrêt du cœur consécutif à celui de la respiration peut être provoqué par cessation de l'influx nerveux.

III

1° ACTION THÉRAPEUTIQUE.

Trois faits dominent dans l'histoire physiologique du croton chloral :

1° Son pouvoir hypnotique ;

2° Son action spéciale sur la sensibilité de la tête ;

3° Son défaut d'influence sur les battements du cœur. C'est sur ces caractères qu'est basé son emploi thérapeutique.

Le croton chloral est indiqué :

1° Dans le snévralgies affectant les branches du trijumeau ;

2° Dans les cas où l'usage du chloral acétique n'est pas possible, à cause d'une maladie de cœur ;

3° Dans les cas où de larges doses de chloral sont nécessaires pour produire le sommeil ; je recommanderai alors un mélange de croton chloral et de chloral acétique (sans doute pour éviter justement l'influence fâcheuse que les quantités exagérées de chloral pourraient avoir sur le moteur de la circulation.)

Cette classification est due à M. Liebreich ; je lui préférerais volontiers celle plus complète et plus étendue de M. le Dr Burney Yeo.

Il recommande le médicament :

1° Dans les névralgies des branches du trijumeau ;

2° Dans toute autre névralgie ;

3° Contre les douleurs musculaires diffuses,

4° Dans certaines névroses obscures et affections spasmodiques du système nerveux ;

5° Contre la toux dans certaines affections des voies respiratoires ;

6° Pour procurer le sommeil.

Le pouvoir hypnotique du chloral crotonique est un fait incontestable. « Le croton-chloral n'a que les propriétés affaiblies du chloral, » dit M. Bouchut. Cette proposition peut être vraie pour les enfants, et mon expérience personnelle ne me permet pas d'y contredire. Il est même possible qu'à dose égale il ne produise pas une anesthésie générale au même degré que le chloral. Mais, d'un autre côté, il est positif que chez les adultes, 50 centigr. à 1 gr. de croton chloral amènent généralement le sommeil là où parfois échouent des doses de chloral beaucoup plus considérables. Pour appuyer cette assertion, je crois devoir citer ici une note de mon excellent ami Andral, que j'avais prié d'employer le croton chloral dans son service, à l'hôpital Saint-Antoine, craignant que les bons effets constatés par moi-même ne fussent que le résultat d'illusions que l'on est toujours prêt à subir lorsqu'on expérimente un médicament. La solution qu'il a employée était préparée à l'extrait de réglisse, selon la formule indiquée plus loin ; chaque cuillerée à bouche contenait 0 gr. 50 du médicament.

J'ai administré le croton-chloral à 5 malades atteints de tubercules pulmonaires avec fièvre le soir et la nuit. Ces malades se plaignaient tous de ne pouvoir dormir; l'opium, qui leur était donné sous forme de pilules d'extrait thébaïque à la dose 0,05 centigr., et cela depuis quatre ou cinq jours, n'avait pu leur procurer le sommeil. Une cuillerée à bouche de solution de croton-chloral a procuré à 4 de ces malades un sommeil de cinq à sept heures de durée, et sans agitation. Mais au bout de trois ou quatre jours, pour obtenir le même résultat, il m'a fallu forcer la dose et donner 1 cuillerée 1/2, puis 2 cuillerées de la solution.

Une seule malade a résisté, dans une certaine mesure, à l'action du croton-chloral; même avec 3 cuillerées à bouche environ je n'ai pu la faire dormir que trois heures environ. Cette malade est une femme de 35 ans, entrée à l'hôpital avec un ramollissement de tout le poumon gauche et du sommet droit, et névropathe à un degré excessif.

L'action du croton-chloral ne s'est fait sentir que dans la nuit qui a suivi son administration. Dès que, faute de solution, j'ai eu cessé d'en donner aux malades, les insomnies ont reparu.

J'ai voulu, chez un jeune homme de 19 ans, atteint de phthisie à marche rapide avec fièvre continue, remplacer la solution de croton-chloral, qui avait fort bien agi sur lui, par du sirop de chloral. Je lui ai donné 3 gr. de chloral dans du sirop de sucre, et cela sans résultat. Le malade m'a fait remarquer lui-même que la potion qui sentait la réglisse l'avait fait dormir, tandis que mon sirop ne lui faisait rien.

D'autres observations, qu'on trouvera à la fin de ce travail, ne sont pas moins concluantes à cet égard : comme cette dernière communication, elles démontrent en même temps l'heureuse efficacité de ce médicament dans les cas rangés par M. Burney Yeo dans la 5e série : les affections chroniques des voies respiratoires. Il est d'autant plus précieux dans ces circonstances que très-souvent le chloral ne peut pas être employé, à cause de l'affection cardiaque concomitante.

Il n'est pas moins efficace dans les névralgies, principalement dans celles de la face et de la tête, et des doses minimes amènent parfois un soulagement très–rapide ; 10, 20, 30 centigrammes suffisent souvent pour produire ce résultat, et, s'il faut forcer la dose, de façon à provoquer l'hypnotisme, presque toujours la douleur a cessé ou diminué considérablement avant l'invasion du sommeil, action bien différente en cela de celle de la plupart des narcotiques, qui ne calment que parce qu'ils endorment.

M. Wickham Legg, médecin de Bartholomew's hospital de Londres, s'exprime ainsi : « J'ai donné le croton chloral à environ 20 personnes, des femmes pour la plupart. Leur âge variait de 17 à 44 ans. Toutes souffraient de douleurs dans les régions innervées par le nerf de la 5e paire, les douleurs étaient paroxysmales. Dans la majorité des cas, elles augmentaient la nuit. Presque chez toutes il y avait carie des dents, chez la moitié environ, des signes d'anémie. Le médicament fut administré à la dose de 5, 10 et 20 grains dissous dans l'eau, le soir avant d'aller au lit. Dans un cas où les souffrances s'aggravaient chaque fois, à midi et au coucher, il était donné juste avant le moment où l'on attendait le paroxysme. Chez tous les malades, sauf deux, un grand soulagement suivait l'emploi du croton chloral. Quelques-uns disaient que le médicament les faisait bien dormir, d'autres ne dormaient pas, mais la douleur avait cessé ou diminué grandement. Dans deux cas seulement, chez deux femmes, le médicament fut inefficace. »

M. Burney, que j'ai eu occasion de citer souvent, a bien voulu m'informer dernièrement qu'un de ses confrères avait administré le croton chloral avec un plein succès, à la dose d'un quart de grain (0,0125) à un jeune enfant dont la dentition se faisait avec de telles souffrances « qu'il s'en arrachait les cheveux. »

M. le Dr Bader, médecin-oculiste de Guy's hospital, l'emploie avec avantage pour combattre la photophobie.

M. Liebreich le préconise comme un palliatif puissant dans cette triste affection, connue sous le nom de tic douloureux. Il est plus que probable que son influence ne doit pas être moins heureuse dans la migraine ; c'est un essai à faire.

Je n'ai pas pu trouver davantage l'occasion de l'expérimenter dans la chorée, mais, probablement, il sera susceptible de rendre dans cette affection, des services au moins égaux à ceux de son congénère, le chloral. Quant à l'hystérie, on s'en trouve particulièrement bien dans la forme non convulsive de la maladie, avec névralgies erratiques.

Je n'insisterai pas davantage sur les indications si nombreuses qui peuvent réclamer l'emploi du croton chloral. Je ne puis que répéter le vœu que j'avais exprimé au début de cette étude : puisse l'attention du public médical se porter sur ce médicament, des investigations sur ses propriétés, plus complètes et plus autorisées, en être la conséquence, et sans nul doute il sera appelé à jouer un rôle des plus considérables en thérapeutique.

Contre-indications à l'emploi du croton-chloral. — Un état inflammatoire des voies digestives doit en faire proscrire l'usage, en raison des propriétés caustiques qu'il possède. La prédisposition aux congestions vers l'encéphale est également une contre-indication formelle, puisque, à l'autopsie des animaux qui ont succombé sous l'influence de cet agent, l'on rencontre toujours une hyperémie plus ou moins intense des méninges crâniennes et rachidiennes, moins prononcée toutefois dans ces dernières.

En cas d'accident, il faudrait se hâter d'entretenir la respiration artificiellement, en attendant que l'on puisse appliquer un courant électrique le long de la colonne vertébrale et sur le trajet des nerfs pneumo gastriques (se servir d'un courant faible pour ces derniers) ; les révulsifs sur les extrémités inférieures pourraient être aussi de quelque utilité. Dans ces derniers temps, la strychnine a été expérimentée en Allemagne comme antidote, mais sans succès.

2° PHARMACOLOGIE.

Comment faut-il administrer le croton-chloral?

Dose. — Le premier point à déterminer est la question de dose ; elle variera nécessairement avec l'âge, la susceptibilité différente de chaque individu, et le but qu'on se propose. Quoique des doses assez élevées soient absolument sans danger (M. Bouchut a administré, sans inconvénient, jusqu'à 4 gr. du médicament à des enfants), nous croyons pourtant qu'il vaut mieux débuter par de faibles quantités, quitte à les augmenter ou à les répéter, si elles demeurent inefficaces. Les médecins allemands emploient généralement des doses massives, 3, 4 grammes et plus ; les Anglais ne procèdent que par doses faibles et fractionnées. Cette manière d'agir me paraît plus rationnelle. Puis-

que la substance est active en petite proportion dans la
plupart des circonstances, pourquoi dépasser le but et fati-
guer inutilement l'estomac?

S'agit-il seulement de procurer le sommeil? On pourra
commencer par 0,50 à 1 gr.; dans la grande majorité des
cas, cela sera suffisant, à moins qu'il n'existe un état de
souffrances telles, que de fortes doses de narcotique soient
absolument indispensables. Dans ces cas, on administre-
rait d'emblée 2, 3 et 4 grammes, et l'on augmenterait même
au besoin.

Est-ce à des névralgies ou à d'autres affections nerveuses
que l'on s'adresse?,C'est alors que la pratique des médecins
anglais trouve surtout son application : 5, 10, 20 centigrammes seront répétés tous les quarts d'heure, toutes
les demi-heures, toutes les heures jusqu'à soulagement,
et l'on est souvent étonné de [la rapidité avec laquelle
celui-ci est obtenu.

Voie d'administration. — Il n'est guère qu'une seule voie
qui paraisse possible pour l'introduction du médicament :
c'est la voie stomacale. Peut-être, dans des cas spéciaux,
pourrait-on l'employer en lavement; mais il faudrait alors
l'étendre d'eau considérablement et le donner dans un
véhicule mucilagineux, à cause de sa causticité bien plus
prononcée que celle du chloral ordinaire. Dans mes expériences sur les animaux, partout où avait pénétré l'injection
hypodermique, au bout de deux à trois jours, l'on trouvait
des tuméfactions phlegmoneuses, se terminant ou par
suppuration ou bien le plus souvent par sphacèle. De larges eschares gangréneuses étaient éliminées après huit,
dix, douze jours, la peau ne s'y reformait que très-diffici-
lement, et plusieurs animaux succombaient à ces accidents.
Antérieurement à mes recherches physiologiques, j'avais
déjà essayé les injections sur des malades (femmes) de mon

service hospitalier. Dès le lendemain, une tuméfaction notable, avec rougeur intense, était observée à l'endroit des piqûres. Chez deux de ces malades, l'orage était calmé trois ou quatre jours après, en ne laissant comme traces que de petites nodosités dures, persistant fort longtemps. Chez la troisième, il se forma une petite eschare, éliminée au bout de douze jours. La voie sous-cutanée paraît donc tout à fait impropre à l'absorption du médicament.

L'administration par la bouche n'est pas exempte non plus d'inconvénients, beaucoup moindres, il est vrai ; mais toujours faut-il en tenir compte chez certains malades.

Quelques cristaux de croton-chloral, mis sur la langue, après quelques secondes nécessaires pour les dissoudre, provoquent une sensation de brûlure sur les points touchés, accompagnée d'une impression détestable d'âcreté et d'amertume dans l'arrière-bouche. En solution, la causticité du médicament a disparu ; mais l'impression désagréable au goût persiste avec au moins autant d'intensité, tellement, qu'au début, mon expérimentation se heurtait là contre un obstacle qui semblait presque insurmontable. La potion avait beau être édulcorée avec de fortes proportions de sirop, elle amenait invariablement, surtout chez les femmes, des nausées et même des vomissements. Après bien des essais, faits au laboratoire de pharmacie de l'hôpital de Rothschild, avec le concours obligeant de M. Mouret, aide-pharmacien à cet hôpital, nous étions arrivés à une première préparation que nous avons abandonnée ensuite, pour nous arrêter définitivement à un correctif qui masque très-bien le goût du médicament : c'est l'extrait de réglisse.

Formules. — La première formule était la suivante :

Croton-chloral................	2	gr.
Glycérine chaude............	6	»
Eau........................ } ãã	50	»
Sirop simple...............		
Essence de menthe...........	2 gouttes.	

ou bien encore :

Croton-chloral hydraté.....................	2	gr.
Glycérine chaude......................	6	»
Eau distillée de menthe ou eau de rose..... } ãã	50	»
Sirop simple........................		

(La glycérine ne sert qu'à faire dissoudre plus rapidement le croton-chloral.)

La dernière préparation, employée depuis quelque temps, peut se formuler ainsi :

Croton-chloral............	2	gr.
Glycérine chaude.........	6	»
Extrait de réglisse........	4	»
Eau..................... } ãã	45	»
Sirop de sucre...........		

Si l'on veut élever la dose de croton-chloral, il convient de faire des solutions plus étendues en augmentant les proportions d'eau et de sirop.

On peut encore faire une solution titrée, préparée d'avance, pour les besoins journaliers :

Croton-chloral..........	25	gr.
Glycérine chaude.......	75	»
Extrait de réglisse......	50	»
Eau	200	»
Sirop de sucre.........	150	»

Cette solution se conserve indéfiniment, sans altération.

La cuillerée à bouche contient 1 gr. du médicament. Étendre d'eau et de sirop à volonté.

Weill.

3

On pourrait aussi l'administrer en pilules :

Croton-chloral........ ⎫
Poudre de réglisse ou ⎬ āā 1 gr.
conserve de roses... ⎭
Pour 20 pilules.

Les substances incompatibles avec le croton-chloral sont es alcalins : les narcotiques et les antispasmodiques peuvent lui être associés *comme synergiques*.

CONCLUSIONS

L'examen complet de ce travail permet de poser les conclusions suivantes :

1° Le croton-chloral s'obtient en faisant agir pendant vingt-quatre heures un courant de chlore sur l'aldéhyde.

2° Sa formule est $C^4H_3Cl^3O$. Il peut être considéré comme l'aldéhyde de l'acide crotonique, dans laquelle trois atomes de chlore se sont substitués à trois d'hydrogène.

3° Ses propriétés chimiques paraissent calquées sur celles du chloral.

4° Il en diffère par ses propriétés physiques; il n'est soluble que dans 25 à 30 fois environ son poids d'eau.

5° C'est l'hydrate de croton-chloral qui est employé en médecine.

6° Il subit, en présence des alcalins et, par conséquent, dans l'organisme, en raison de l'alcalinité du sang, un dédoublement analogue à celui du chloral, et se décompose en acide formique et en allyl-chloroforme, qui lui-même est converti rapidement en bi-chlorallylène.

7° Son action physiologique est autre que celle du chloral.

8° Il est hypnotique au même titre et, le plus généralement, à dose moindre que celui-ci.

9° Il exerce une action spéciale sur les nerfs sensitifs crâniens.

10° A dose modérée, il n'a pas d'action sur les battements du cœur et sur la tonicité musculaire, ne ralentit pas la respiration et n'abaisse pas la température autant que le chloral.

11° A dose exagérée, il tue par arrêt de la respiration.

12° Les lésions constatées à l'autopsie des animaux consistent en une hyperémie intense des méninges, surtout de celles de l'encéphale.

13° Son emploi thérapeutique est indiqué :

a. Dans les névralgies du trijumeau ;

b. Dans les autres névralgies et contre le phénomène *douleur* en général ;

c. Dans les affections spasmodiques du système nerveux ;

d. Lorsque l'usage du chloral est dangereux, à cause d'une affection cardiaque ;

e. Pour calmer la toux, dans certaines affections chroniques des voies respiratoires ;

f. Pour procurer le sommeil.

14° Les contre-indications à son emploi sont un état inflammatoire des voies digestives et une prédisposition aux congestions encéphaliques.

15° Sa saveur est plus désagréable que celle du chloral, et demande à être masquée par un correctif indispensable. L'extrait de réglisse paraît jusqu'ici le mieux approprié à ce rôle.

16° Il ne peut être administré par la voie hypodermique.

17° La dose doit varier selon l'âge, la susceptibilité particulière de chaque personne et les effets qu'on désire obtenir.

IV

OBSERVATIONS ET NOTES

OBS. I. — *Affection nerveuse mal déterminée avec névralgie faciale.*

M... (Pauline), domestique, âgée de 24 ans, entre à l'hôpital de Rothschild le 10 mai 1874.

Cette personne n'a jamais fait de maladie sérieuse. Réglée depuis l'âge de 13 ans, elle a joui toujours de la meilleure santé jusqu'à 20 ans. Depuis cette époque, et sans cause connue, elle est devenue très-impressionnable ; à la moindre émotion, tout son corps est parcouru de petits frissons et de petites convulsions toniques des muscles. En même temps, les mâchoires sont serrées l'une contre l'autre par contracture des muscles masticateurs à un point tel qu'il lui est souvent très-difficile d'ouvrir la bouche pour manger, et même pour parler. Ces accès surviennent aussi sans motif, d'émotion depuis quelque temps. Depuis quinze à vingt jours elle est tourmentée en outre par une névralgie faciale du côté gauche, à douleur presque continue, avec exacerbation deux fois par jour, matin et soir, entre sept et huit heures. La pression est seulement sensible au niveau des trous sous-orbitaire et mentonnier. Pas de larmoiement, légère salivation. L'appétit est presque nul, le sommeil est troublé par des cauchemars, et souvent tout à fait supprimé lorsque l'accès du soir se prolonge un peu, ce qui est assez habituel. Pas d'anesthésie cutanée, pas de grandes crises d'hystérie, pas de sensation de la boule.

La malade prend successivement 1 gr. de sulfate de quinine pendant plusieurs jours, du bromure de potassium jusqu'à 8 gr. par jour, des douches froides, sans résultat bien marqué.

20 mai. On lui administre à sept heures du soir une cuillerée de croton chloral avec eau de menthe et sirop simple, à 0,50 par cuillerée à bouche. La malade n'éprouve aucune répugnance à prendre le médicament. Son accès revient comme à l'ordinaire et ne dure pas tout à fait une heure. A neuf heures la malade s'endort jusqu'à minuit. A son réveil la douleur est revenue, peu intense, il est vrai, mais suffisante pour l'empêcher de se rendormir.

Le 21. Même dose et mêmes phénomènes à peu de chose près.

Le 22. Prend coup sur coup deux cuillerées de la solution (1 gr.) Le paroxysme ne dure cette fois que vingt minutes environ, et la malade dort jusqu'à trois heures du matin. L'accès du matin revient, mais moins fort que les jours précédents.

Le 24. La nuit dernière n'a pas été bonne ; quoique souffrant rela-

tivement peu, la malade était très-agitée après comme avant l'ingestion du médicament. Elle n'a pas dormi, et a eu à différentes reprises
ses petites convulsions qui avaient beaucoup diminué de fréquence
ces jours derniers. 1 gr. 50 de la solution sont prescrits pour le soir.

Le 25. Le résultat a été excellent cette fois. Trois quarts d'heure
après la prise du médicament, la malade s'est endormie au milieu de
son accès névralgique considérablement affaibli et ne s'est réveillée
qu'une seule fois jusqu'à 4 heures et demie dn matin. Elle est aujourd'hui très-gaie pour la première fois, s'occupe à aider les in-
firmières dans leurs travaux et dit que depuis longtemps elle ne
s'était sentie si bien.

Le 26. Mêmes effets que la veille. L'accès a été à peu près nul ce
matin. L'appétit revient.

Le 27. L'amélioration continue. L'accès d'hier soir a été aussi
faible que celui du matin et aujourd'hui il n'y a que quelques légers
élancements pour toute la journée. Les points douloureux ont disparu, et depuis deux jours il n'y a eu ni petites convulsions, ni contracture des mâchoires.

Le 28. Craignant de perdre sa place et se trouvant suffisamment
guérie, la malade demande son exeat et sort en emportant une solution de croton chloral pour continuer le traitement encore pendant
trois ou quatre jours.

Obs. II. — *Hystérie non convulsive.*

Pr. Adèle, âgée de 35 ans, est une malade habituelle de la consulta-
tion de l'hôpital de Rotschild.

On constate chez elle les symptômes suivants : boule hystérique,
anesthésie cutanée partielle avec hyperesthésie en d'autres endroits,
troubles de la menstruation établie à 17 ans seulement, retards fréquents alternant avec des pertes considérables, durant 10 et 15 jours,
humeur bizarre et irritable. Hyperesthésie vulvaire tellement violente
que, depuis 13 ans qu'elle est mariée, l'hymen n'avait pu être rompu
qu'il y a quelques mois, après dilatation préalable au moyen de tiges
de laminaria, d'après les conseils de M. le professeur Gosselin ; le va-
ginisme n'est pas moins considérable à présent que ne l'est toujours
la sensibilité de la vulve. Elle n'a jamais eu d'attaques convulsives,
mais assez fréquemment des spasmes avec constriction à l'épigastre.
Souvent aussi, ses jambes lui refusent leur service et il lui arrive parfois de se laisser tomber dans la rue, sans perte de connaissance, et
de ne pouvoir se relever qu'avec peine au bout d'un certain temps. L'ap-

pétit est très-capricieux, et elle vomit souvent tout ce qu'elle prend, durant plusieurs jours de suite. Le sommeil est très-agité, ou fait défaut tout à fait.

Après avoir épuisé toute la série des anti spasmodiques, narcotiques, stupéfiants, sédatifs, éther, oxyde de zinc, valérianate d'ammoniaque, opium sous toutes les formes, belladone, datura, bromure de potassium à haute dose, douches froides, etc., on vint à lui prescrire, au mois de mai dernier, 0,40 de croton chloral en solution avec eau distillée de menthe, légèrement édulcorée, à prendre en 4 fois par jour. Un mieux sensible s'établit immédiatement dans l'état de la malade, et, depuis ce jour elle n'a cessé l'emploi de ce médicament qu'à de rares intervalles. Rétablissement du sommeil, spasmes beaucoup moins fréquents, menstruation plus régulière, plus de chutes dans la rue, plus de vomissements, que lorsque le médicament est suspendu pendant quelque jours; tel est le résultat obtenu.

Depuis quelque temps, elle n'en prend plus d'une façon régulière, mais seulement lorsqu'elle sent que le malaise a des tendances à revenir, toutefois, il a fallu élever la dose. Mais 2 gr. à 2 gr. 50 du médicament pris par cuillerées à dessert d'heure en heure amènent toujours un soulagement assuré pour plusieurs jours consécutifs. Il faut ajouter encore que les symptômes du côté de l'appareil génital n'ont été que peu amendés.

Obs. III. — *Névralgie faciale du côté gauche.*

Durand, 41 ans, conducteur de trains sur la ligne du Nord.

Cet homme, très-robuste de constitution, est atteint depuis huit jours d'une névralgie faciale du côté gauche. Pensant que son mal provenait d'une dent cariée, il la fit arracher il y a six jours. Ses souffrances ne furent pas calmées par cette petite opération, elles augmentèrent même d'intensité à partir de ce moment. Depuis trois jours il prend d'heure en heure une pilule d'extrait thébaïque de 0,01, mais ce traitement ne lui procure qu'un soulagement relatif. Il n'a presque pas dormi depuis huit jours. L'œil gauche est un peu rouge, il est larmoyant, et la mastication cause de telles souffrances que le malade a dû renoncer à prendre des aliments solides.

On trouve des points qui exaspèrent la douleur à la paupière supérieure, à la tempe, et au niveau du trou mentonnier.

M. le docteur Leven, médecin du chemin de fer du Nord, voulut bien me permettre d'administrer du croton-chloral à ce malade. Je lui remis vers six heures du soir une solution à l'extrait de réglisse, eau et sirop simple, contenant 3 gr. de médicament pour 120 gr. de véhicule avec recommandation d'en prendre une cuillerée à café toutes les demi-heures.

Le lendemain, à quatre heures du soir, le malade vient me remercier et me dire que, ne se sentant plus aucun mal, il allait reprendre son service et partir en voyage dans un instant. Il avait commencé à prendre son médicament la veille, à sept heures du soir. A neuf heures, après les quatre premières cuillerées, il était déjà grandement soulagé, il en prit encore deux jusqu'à dix heures, et s'endormit alors d'un profond sommeil dont il ne se réveilla que deux fois dans la nuit, jusqu'à sept heures du matin. Comme la douleur était un peu revenue à ce moment, il reprit sa potion, selon la prescription, et à midi il put déjeuner de très-bon appétit et sans éprouver la moindre incommodité en mâchant. Il me demande la permission de garder le restant de la fiole pour le cas où son mal reviendrait. Je pus constater en même temps que larmoiement, rougeur, points douloureux, tout avait disparu.

Notes communiquées par M. Toledano, mon collègue d'internat à l'hôpital de Rothschild.

I. — *Alcoolisme chronique. Insomnie depuis environ un mois.*

L. (Évariste), 29 ans, voyageur de commerce. Entré le 30 mars 1874, lit n° 28.

20 avril. Administration de 0,50 de croton chloral dans 15 gr. d'eau. Pas de répugnance à prendre le médicament. Dérangé par les plaintes d'un voisin, le malade n'a pas dormi.

Le 21. Même dose. Sommeil profond de 5 à 6 heures.

Le 22. Même dose. Sommeil de 3 à 4 heures. Du 23 au 27 le médicament est suspendu. Insomnie complète durant ce temps.

Le 27. 0,75 de croton chloral. Sommeil profond pendant toute la nuit.

Du 28 avril au 14 mai. Même traitement et mêmes effets.

Du 14 au 23. 1 gr. administré, et toujours suivi à peu près des mêmes résultats.

A partir de ce jour le médicament peut être supprimé tout à fait.

II. — *Névralgie faciale du côté gauche datant de huit jours.*

B. (Fany), 27 ans, couturière. Entrée le 2 septembre, lit n° 25.

La douleur est localisée aux paupières supérieure et inférieure, à l'aile du nez, à la commissure labiale et dans la région parotidienne.

Elle est continue. Elle était plus vive au début de la maladie. Insomnie, appétit diminué, digestion difficile.

Le 3. 0,50 de croton chloral dans une cuillerée à bouche de véhicule, sont prescrits pour le soir en se couchant.

Le 4. Le médicament a provoqué quelques nausées, mais il n'a pas été vomi. Léger soulagement et sommeil. Rien de particulier au réveil. Le médicament ne sera pas donné aujourd'hui.

Le 6. Sommeil de 3 à 4 heures hier soir, après 0,50 de croton chloral, mais pas de soulagement.

Le 7. Sommeil de quelques heures après la même dose. A la commissure labiale la douleur a disparu, elle persiste aux autres endroits.

Du 8 au 17. La malade prend tous les soirs la même quantité de médicament, et sort presque entièrement guérie quelques jours après.

III. — *Hypochondrie. Insomnie depuis environ quatre mois.*

N. (Alphonse), 25 ans, voyageur de commerce. Entré le 16 avril, lit n° 25.

19 avril. 0,50 dans 15 gr. d'eau. Pas de répugnance. Sommeil profond pendant toute la nuit. Au réveil, pesanteur de tête, hébétude pendant 5 à 6 minutes.

Le 28. Même dose. Pas de sommeil à cause des plaintes d'un voisin.

Le 21. Sommeil profond jusqu'au matin. Mêmes phénomènes que ci-dessus au réveil. Pour la première fois, le malade a éprouvé quelque répugnance à prendre le médicament.

Le 22. Le médicament est suspendu jusqu'au 27. Durant ces quelques jours le malade dort beaucoup moins bien.

Le 27. 0,75 de chloral. Sommeil de plusieurs heures, interrompu deux ou trois fois; toujours de l'hébétude au réveil.

3 mai. Le médicament, qui était bien supporté jusqu'ici, est vomi deux heures après son ingestion Absence de sommeil. Céphalalgie, étourdissements avec perte de connaissance pendant quelques instants. Le malade continue néanmoins l'usage du croton chloral du 3 au 14, jour de sa sortie Il n'y a plus eu ni répugnance, ni vomissements, et les résultats ont toujours été aussi satisfaisants que possible.

IV. — *Sciatique du côté gauche. Insomnie.*

D. (Rosalie), entrée à l'hôpital, lit n° 4 (nourrices). A pris du croton chloral pendant trois jours à la dose de 0,50 gr., le premier et 1 gr. les deux jours suivants. L'enfant qu'elle nourrissait, ayant été pris de diarrhée, le médicament fut supprimé. On n'a pas constaté de changement dans l'état du pouls et de la température pris avant et après l'absorption du médicament. Il y a eu sommeil de deux heures, le second jour, de trois heures le troisième ; la douleur sciatique n'a pas été modifiée.

V. — *Emphysème pulmonaire. Insomnie.*

R. (David), 32 ans, photographe. Entré le 10 avril, lit n° 5.
0,50 de croton chloral ont ramené le sommeil, toutes les nuits, du 15 au 19 mai, jour de la sortie du malade. Légère céphalalgie et hébétude au réveil, le premier jour seulement.

VI. — *Douleurs vives localisées à l'épaule gauche. Insomnie.*

Gr. (Moïse), 32 ans, tailleur. Entré le 15 mai, lit n° 25. Prend 0,50 de croton chloral tous les soirs vers 8 heures, du 17 au 22 mai. Guérison à peu près complète.

Observations communiquées par M. Andral, interne des hôpitaux.

I. — *Céphalalgie consécutive à un abcès sur le pariétal gauche.*

La nommée X..., âgée de 40 ans, marchande des quatre saisons, entre le 17 décembre 1874, salle Sainte-Thérèse, hôpital Saint-Antoine, service de M. Blachez.
La malade dont l'observation suit se plaint d'une céphalalgie intense, apparue il y a une quinzaine de jours à la suite d'un abcès siégeant sur le pariétal gauche, près de la ligne médiane. Cette céphalalgie survient surtout la nuit et empêche la malade de dormir ; la douleur est superficielle, occupe le cuir chevelu, le front, les tempes et les joues des deux côtés, un peu plus à gauche qu'à droite. Par la pression au niveau des points d'émergence du trijumeau, je ne provoque pas de douleur.
Le croton-chloral a été administré à cette malade pour la première fois le 19 décembre à dix heures du soir, la température, le pouls et la respiration étant notés depuis le 17 au soir.
Le 19, soir. A dix heures je fais prendre une cuillerée à bouche de la solution (1 gr. de croton-chloral), la malade trouve le médicament détontable.
Le 20, matin. La malade n'a pas dormi ; elle a même été assez agitée. Elle a eu sa céphalalgie toute la nuit, et actuellement elle se plaint de légères coliques.
Le 21, matin. On a réveillé la malade hier à dix heures et à onze

heures du soir pour lui faire prendre en deux fois 2 cuillerées de la solution, additionnée de 2 cuillerées de sirop de sucre qui ont rendu le médicament moins mauvais. La malade s'endort d'ordinaire vers neuf heures depuis qu'elle a sa céphalalgie, et les douleurs la réveillent vers onze heures. Après avoir pris le croton-chloral, la malade s'est endormie et ne s'est réveillée que ce matin à cinq heures et demie.

Les urines de la malade sont limpides et très-claires (vin de Chablis), sans odeur autre que celle de l'urine normale.

La chaleur laisse à ces urines leur coloration et n'y détermine aucun précipité ; la liqueur de Fehling n'est point décomposée. Par l'acide nitrique, on leur donne une coloration rosée que la chaleur rend encore plus manifeste; en outre, lorsque l'on sent ces urines, on leur trouve une *odeur de pomme* et elles provoquent une salivation abondante *à saveur sucrée*.

Le 21, soir, 5 heures. La malade en ce moment souffre beaucoup; elle accuse une douleur vive dans les tempes et les mâchoires, surtout du côté gauche; la douleur s'exaspère par la pression, mais je ne trouve pas de points névralgiques. La malade salive beaucoup et elle n'a pu manger à quatre heures comme de coutume. Les urines donnent les mêmes résultats que ce matin.

A 5 heures 1/2 je lui donne 3 cuillerées à bouche du mélange suivant:

Solution de croton-chloral . . 3 cuillerées.
Sirop de sucre . . . . 3 »

et à six heures un quart je lui donne le reste.

Le 21, soir, 7 h. 1/2. La malade n'est qu'assoupie, elle n'a plus de céphalalgie, mais la tête est lourde. Les urines examinées donnent les mêmes résultats; en les sentant, je leur trouve toujours cette odeur de pomme, mais je ne puis la respirer longtemps parce que en même temps je sens une odeur acide, qui me pique désagréablement le nez. J'attribue ce picotement à la présence de l'acide nitrique ; cependant, en respirant de l'acide nitrique chauffé, je n'éprouve pas la même sensation.

Le 22, matin. La céphalalgie n'a disparu qu'à minuit: la malade s'est alors endormie et le sommeil a duré jusqu'à cinq heures. Lorsqu'elle s'est réveillée elle a ressenti, dit-elle, une douleur sourde dans le ventre au-dessus de l'ombilic.

Le 23, matin. J'avait préparé un mélange de 4 cuillerées de croton-chloral et de 4 cuillerées de sirop de sucre que la veilleuse devait faire prendre à la malade à onze heures du soir. Elle lui en a donné une cuillerée d'abord, puis la malade s'est endormie, et la veilleuse ne l'a pas réveillée pour lui faire prendre le reste. Mon observation s'arrête donc là.

Ci-joint le tableau des température, pouls, respirations.

			TEMPÉRATURE	POULS	RESPIRATIONS.
17, soir	(avant l'exp.)		37,2	60	14
18, matin	—		37,6	68	14
18, soir	—		37,2	64	16
19, matin	—		37,4	80	18
19, soir	—		37,4	80	18
20, matin	(pendant)		37,0	64	17
20, soir	—		37,0	64	17
21, matin	—		36,8	60	16
21, 5 h. 1/2 soir	—		37,5	64	18
21, 7 h. 1/2 soir	—		36,8	60	16
22, matin	—		37,2	56	14
22, soir	—		37,5	68	16

L'écart le plus remarquable est celui qui existe entre les deux températures du 21, de 5 h. 1/2 à 7 h. 1/4 du soir ; la malade ayant pris à 5 h. 1/2 et à 6 h. 1/4 en deux fois 3 gr. de croton-chloral.

II. — *Pneumothorax.* — *Insomnie.*

Le nommé Georges X..., âgé de 25 ans, entré le 1er décembre 1874, salle Saint-Louis, hôpital Saint-Antoine, service de M. Blachez.

Ce malade a un pneumothorax ; la dyspnée et le point de côté l'empêchent de dormir.

Il a pris pour la première fois une cuillerée à bouche de la solution le 19 novembre, à dix heures du soir ; il n'a pas dormi plus que de coutume, mais il dit avoir été plus tranquille.

Le 20, il a pris deux cuillerées à bouche de la solution, additionnées de deux cuillerées à bouche de sirop de sucre pour rendre moins désagréable la solution de croton-chloral (1). La potion a été prise en deux fois, une moitié à neuf heures, la deuxième moitié à dix heures.

Le 21 au matin, le malade me dit qu'il s'est trouvé calme comme la nuit précédente, mais qu'il n'a pas dormi plus que de coutume. Ses urines sont foncées, comme celles que l'on rend plusieurs heures après le repas. Traitées par la chaleur, elles ne donnent rien, mais par la chaleur et l'acide nitrique, on leur donne une couleur de

(1). La solution à l'extrait de réglisse était mal préparée cette fois ; même remarque pour l'observation précédente.

champagne rosé, et en outre elles prennent sous cette double influence une odeur de pomme, odeur qu'a du reste la solution de croton chloral. L'acide nitrique a provoqué un abondant dégagement de gaz ; rien par le réactif cupro-potassique.

Le 22, matin. Le malade a pris sa potion en deux fois, à onze heures et demie et à minuit ; il a avalé en ces deux fois trois cuillerées à bouche de la solution. Après en avoir pris pour la deuxième fois, il s'est endormi et a reposé jusqu'à cinq heures et demie, son sommeil a été tranquille.

Le 22, soir. Je donne au malade quatre cuillerées de la solution additionnée de quantité égale de sirop de sucre ; il doit prendre sa potion en une fois, à onze heures du soir.

Le 23, matin. Le malade a mal dormi, il a été très-agité.

Tableau des température, pouls et respirations.

		TEMPÉRATURE	POULS	RESPIRATIONS.
17, soir	(avant l'exp.)	39,2	128	30
18, matin	—	37,8	124	24
18, soir	—	38,8	120	28
19, matin	—	37,2	116	30
19, soir	—	38,0	120	28
20, matin	(pendant)	37,0	116	30
20, soir	—	37,0	116	30
21, matin	—	37,3	112	26
21, soir	—	38,0	120	32
22, matin	—	37,0	116	28
22, soir	—	38,2	124	32
23, matin	—	37,6	108	26

Notes extraites du journal « the Lancet », du 31 janvier 1874.

I. — Une dame, en possession de la diathèse goutteuse avec affection cardiaque, et atteinte de bronchite aiguë, se plaint de douleurs névralgiques occupant toute la face. Elle a passé la nuit sans sommeil à cause des souffrances. Pas de carie dentaire. Prendre un grain et demi de croton-chloral, de trois heures en trois heures jusqu'à soulagement. Une heure et demie après la première dose la douleur avait disparu pour ne plus revenir, et la malade n'eut pas besoin de reprendre son médicament une seconde fois. Elle dormit très-bien toute la nuit suivante.

II. — Une jeune femme anémique, et quelque peu hystérique, se plaint d'une douleur survenant tous les soirs dans la région des nerfs auriculo-temporal et frontal externe. Prescription : deux grains de croton-chloral, et reprendre la même quantité une heure et [demie après, s'il n'y a pas de soulagement. Pas d'effet après la première dose; après la seconde, la malade s'endort, mais se réveille sans que la douleur ait disparu. Ce procédé eut deux fois le même résultat, On la pressa alors de doubler la dose ; mais elle s'y refusa à cause du sommeil qui suivait toujours la petite quantité de médicament qu'elle avait prise jusque-là.

III. — Un malade de King's College Hospital, relevant de broncho-pneumonie, se plaint depuis deux jours de fortes douleurs névralgiques occupant le côté gauche du front et s'étendant jusque sur la tête. Prendre deux grains de croton-chloral toutes les trois heures. Pas de soulagement jusqu'après la huitième dose, la douleur s'apaisa alors et le malade s'assoupit. Après la vingtième, elle avait disparu entièrement pour ne plus reparaître.

IV — *Communiquée par M. Homan house-physician de King's College Hospital.* Un malade, relevant d'une fièvre typhoïde légère, se plaint de douleurs de tête excessives. Soulagement presque immédiat après trois grains.

V. — Une jeune femme de 28 ans, non mariée, qui souffre, depuis des mois, d'une toux spasmodique très-violente, et dûe probablement à une affection des ganglions bronchiques, se plaint de douleurs névralgiques occupant toute la face. Prendre deux grains, à répéter une heure après. La douleur était calmée après ces deux doses, et la violence de la toux grandement diminuée.

VI. — Un consultant du dehors de King's College Hospital, se plaint de fortes douleurs névralgiques provenant d'une dent malade. *Il n'a pas eu de repos la nuit depuis trois semaines.* On lui fait prendre cinq grains de croton-chloral et on le garde à l'hôpital pendant trois quarts d'heure. Comme il n'y avait pas de soulagement au bout de ce temps, une seconde dose de cinq grains fut administrée. Un quart d'heure après, les souffrances avaient cessé. Il n'avait pas sommeil. Deux doses lui furent données alors pour chacune des deux nuits suivantes. Cinq jours après il revient dire que son mal n'a pas reparu.

VII. — Une consultante de King's College Hospital, agée de 63 ans, se plaint de douleurs névralgiques s'étendant depuis l'articulation temporo-maxillaire droite jusqu'au bout de la langue et à la région sous-orbitaire. Prendre trois grains deux fois par jour. Cinq jours après, elle se dit considérablement soulagée.

VIII.—*Communiquée par M. Bartlett de Brompton-Hospital.* Une jeune malade de Br. H., se plaint beaucoup d'une névralgie de la face, suite de carie dentaire. Deux grains, puis un troisième une heure après, calment la douleur, et la malade s'endort.

IX. — Une consultante de Br. H., se plaint de céphalalgie frontale avec insomnie. Tempérament nerveux. Deux grains à prendre de deux nuits l'une. Pas d'effet.

X. — *Communiquée par M. Homan.* Un malade de K. C. H., atteint de rhumatisme subaigu, souffre d'une hémicrânie excessive. Cinq grains de croton-chloral restent sans effet. La douleur fut calmée par un mélange de quinine et de carbonate de potasse.

XI. — Une consultante de K. C. H. souffre depuis trois ans de névralgies de la face avec insomnies fréquentes. Prendre deux grains toutes les heures jusqu'à soulagement. Il est obtenu après la quatrième dose, et la malade dort beaucoup mieux.

XII. — Un consultant de K. C. H. se plaint de douleurs le long du trajet de la partie supérieure du nerf crural antérieur, douleurs à paroxysmes soudains et intenses et rendant alors la marche impossible pour deux ou trois heures. On lui prescrit deux grains de croton-chloral à prendre matin et soir. Trois jours après il revint dire que la douleur avait diminué la nuit, mais très-peu le jour. Comme il souffrait beaucoup au moment de sa seconde visite, on lui donna cinq grains du médicament et on le garda à l'hôpital pour une heure. Au bout de ce temps il fut beaucoup mieux, sans qu'il y eût sommeil. A prendre cinq grains tous les soirs. Cinq jours après il revient dire qu'il est beaucoup mieux, qu'il dort mieux, et que la douleur a à peu près disparu.

XIII. — Un consultant de 40 ans, boulanger de son état, se présente avec des douleurs pulsatives d'une grande intensité dans la région lombaire. Il ne peut pas travailler depuis une quinzaine de jours, et souffre beaucoup en marchant. On lui administre cinq grains et on le garde à l'hôpital pour une heure. La douleur était calmée. Pas de sommeil. Prendre la même dose toutes les nuits. Quatre jours après il vient dire qu'il va beaucoup mieux, qu'il a pu retourner à son travail et marche maintenant très-bien.

XIV. — Un consultant de K. C. H. a une très-petite tumeur, douloureuse (névrome?) située superficiellement à la région épigastrique d'où les douleurs s'irradient vers le dos. Il a employé jusqu'ici des applications de belladone et de chloroforme en liniment. Prendre deux grains de croton-chloral et répéter la même dose une heure après, s'il n'y a pas de soulagement. Quatre jours après il dit avoir été calmé beaucoup après deux doses. La douleur revenait, mais pas aussi intense qu'auparavant, et l'usage du médicament était chaque fois suivi de soulagement.

XV. — Un consnltant de K. C. H., âgé de 57 ans. Une violente attaque de sciatique lui laisse une douleur au pied gauche et des insomnies la nuit. «Il n'a pas dormi depuis six semaines.» A prendre deux'grains et demi tous les soirs. Il s'endort une heure après la première dose ; la douleur du pied allait beaucoup mieux.

XVI. — Une hystérique, consultante de Br. H., souffre de pleurodynie. Prendre deux grains toutes les deux nuits. Pas d'effet.

XVII. — Malade de K. C. H., avec douleurs rhumatismales très-intenses dans tous les membres.

6 janvier, 2 h. 30 du soir, cinq grains; pas d'effet. — 10 h. du soir, cinq grains ; pas d'effet.

Le 7, 10 h. du soir, cinq grains; dort mieux, mais est encore agité.

Le 8, 10 h. du soir, cinq grains ; quelque soulagement.

XVIII. — Un consultant de Br. H. se plaint de douleurs dans les reins et les jambes qui le tiennent réveillé toute la nuit. Deux grains de croton-chloral à prendre toutes les deux nuits. Les douleurs sont calmées, et les nuits où il prend sa médecine, le malade s'endort chaque fois vingt minutes après l'avoir prise.

XIX. Un consultant de Br. H., âgé de 49 ans, a souffert d'un asthme toute sa vie. Il a maintenant une toux violente avec une dyspnée intense qui lui font passer les nuits sans sommeil. Deux grains de croton-chloral avant de se coucher. Au bout d'une semaine il revient dire que toux et dyspnée ont diminué considérablement et qu'il dort mieux.

XX — Consultante de Br. H., âgée de 27 ans, avec tuberculisation avancée du poumon gauche.Toux et insomnie qui n'ont pas pu être calmées jusqu'ici par les moyens ordinaires. Prendre deux grains de croton-chloral tous les soirs. Elle revient à la fin de la semaine dire que la toux est calmée beaucoup la nuit et qu'elle dort maintenant très-bien.

XXI. — Consultant de Br. H., âgé de 49 ans, avec emphysème et bronchite chronique, toux violente la nuit et, comme conséquence, insomnie et sueurs profuses. Prendre trois grains tous les soirs. Il revient dire que la toux et la transpiration ont considérablement diminué et qu'il dort beaucoup mieux.

(Dʳ J. Burney Yeo,
Hon. Fellow of King's College,
assistant-physician to Kings College
and the Brompton Hospital.)

INDEX BIBLIOGRAPHIQUE

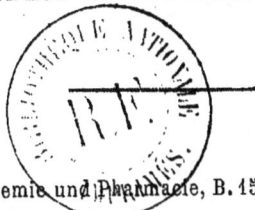

1º Annalen der Chemie und Pharmacie, B. 158.

2º Bericht der deutschen chemischen Gesellschaft, 71.

3º Tageblatt der Naturforscher, Versammlung zu Rostock, 1871.

4º Lancet, octobre 1872, janvier 1874.

5º British medical Journal. Décembre 1873 et autres.

6º Bulletin de thérapeutique. Avril et mai 1874.

7º Journal de chimie et de pharmacie. Octobre 1874.

TABLE DES MATIÈRES

INTRODUCTION 3

Historique. Préparation. Propriétés physiques et chimiques.......... 5

Action physiologique.. 12

Action thérapeutique... 26

Pharmacologie... 30

Conclusions... 35

Observations et notes... 37

Index bibliographique... 50

A. PARENT, imprimeur de la Faculté de Médecine, rue Mr-le-Prince, 29

www.ingramcontent.com/pod-product-compliance
Lightning Source LLC
Chambersburg PA
CBHW071330200326
41520CB00013B/2931